MÉMOIRE

SUR

LES EAUX MINÉRALES

DE VITERBE,

PAR M. POGGIALE,

Pharmacien principal en chef du Val-de-Grâce, professeur de chimie à l'école
spéciale de médecine et de pharmacie militaires.

***

PARIS,

IMPRIMÉ PAR HENRI ET CHARLES NOBLET,

RUE SAINT-DOMINIQUE, 56.

1852

EAUX MINÉRALES

DE VITERBE.

MÉMOIRE

SUR

LES EAUX MINÉRALES

DE VITERBE,

PAR M. POGGIALE,

Pharmacien principal en chef du Val-de-Grâce, professeur de chimie a l'école
spéciale de médecine et de pharmacie militaires

———◦———

PARIS,

IMPRIMÉ PAR HENRI ET CHARLES NOBLET,

RUE SAINT-DOMINIQUE, 56.

—

1852

MÉMOIRE

SUR LES

EAUX MINÉRALES DE VITERBE.

J'ai analysé, vers la fin de l'année 1850, des échantillons d'eaux et de boues minérales de Viterbe, adressés au laboratoire du Val-de-Grâce par les soins de l'administration de la guerre. Je fis, avec les soins les plus scrupuleux, les recherches analytiques qui étaient prescrites par M. le Ministre de la guerre, et j'adressai immédiatement après à M. le Directeur de l'école d'application, un rapport contenant l'exposition sommaire des opérations auxquelles je m'étais livré, et des résultats que j'avais obtenus.

Quelques-uns des principes minéralisateurs, tels que l'acide sulfhydrique, l'acide carbonique, le carbonate de fer, dégagés ou décomposés en partie pendant le transport, ne purent pas être déterminés avec une précision rigoureuse. D'autres, comme l'acide arsénique, le brôme et l'iode, ne se trouvant dans les eaux minérales qu'en très-petite proportion, exigeaient, pour être dosés, une quantité considérable d'eau. Il était donc indispensable de faire quelques essais à la source même, et, sur ma demande, le Conseil de santé voulut bien charger MM. Gillet, pharmacien-major, Dusseuil et Monsel, pharmaciens aides-majors, attachés aux hôpitaux militaires de Rome, de faire les opérations et les expériences suivantes :

1° Examiner l'odeur et la saveur de l'eau; prendre sa température et celle de l'air; essayer l'eau avec les papiers réactifs; noter les particularités les plus intéressantes, telles que la formation des dépôts, la quantité d'eau qui s'écoule, etc.

2° Recueillir l'eau minérale, en y plongeant une pipette jusqu'à ce que son ouverture supérieure se trouve au-dessous du niveau du liquide. On applique ensuite le pouce sur cet orifice, et on introduit l'eau dans un flacon qu'on bouche avec soin.

3° Déterminer, par le procédé de Dupasquier, la proportion d'acide sulfhydrique de l'eau sulfureuse ; et, si l'on ne possède pas le sulfhydromètre, verser de la solution d'acide arsénieux, préparée avec l'acide chlorhydrique, dans six litres d'eau, boucher le flacon, peser le sulfure d'arsenic formé, ou bien envoyer le flacon à Paris, si on ne peut pas disposer d'une bonne balance.

4° Examiner le gaz qui s'échappe de la source. Pour cela, on le recueille dans un tube de verre gradué, après avoir rempli celui-ci d'eau minérale : lorsqu'il est plein de gaz, on l'ouvre sous le mercure, on fait absorber l'acide carbonique et l'acide sulfhydrique par de l'hydrate de potasse, et on examine le gaz restant, qui renferme ordinairement une quantité considérable d'azote. Si l'eau contenait peu d'acide sulfhydrique, il faudrait prendre une grande bouteille, d'une capacité connue, la remplir de gaz par le moyen que je viens d'indiquer, la boucher, et l'ouvrir ensuite sous une dissolution d'azotate d'argent contenant de l'acide acétique : peu à peu la liqueur pénètre dans la bouteille et décompose l'acide sulfhydrique. On agite ensuite la dissolution après avoir rebouché la bouteille, et l'on pèse le sulfure d'argent bien desséché, qui représente le gaz acide sulfhydrique Pour savoir si l'eau sulfureuse contient de l'acide sulfhydrique libre, ou des sulfures, ou un mélange de ces corps, il faut faire les essais suivants : 1° agiter l'eau minérale dans un flacon avec de la poudre d'argent pur, jusqu'à ce que l'odeur de l'acide ait disparu ; 2° déterminer, par le sulfhydromètre, le soufre qui reste dans la liqueur ; 3° doser la quantité totale du soufre. La différence représente l'acide sulfhydrique libre.

5° Déterminer tout l'acide carbonique contenu dans l'eau sulfureuse et dans l'eau ferrugineuse. Pour cela, prendre, avec les précautions indiquées, un volume déterminé de l'eau minérale dans une bouteille, et le mêler avec une dissolution de chlorure de baryum contenant de l'ammoniaque; boucher le vase, le secouer, et le laisser en repos pendant cinq ou six heures; décanter la liqueur, jeter le précipité sur un filtre, le laver rapidement avec de l'eau chaude, le sécher, et le peser. La proportion de sulfate de baryte que forme l'acide sulfurique de l'eau étant connue par les expériences rapportées dans ce travail, il sera facile de déduire du poids du précipité la quantité de carbonate de baryte et par conséquent le volume de l'acide carbonique contenu dans l'eau.

6° Faire évaporer, avec le plus grand soin, cinquante ou soixante litres d'eau sulfureuse et d'eau ferrugineuse, les réduire dans des capsules de porcelaine à un kilogramme environ, introduire la liqueur et les résidus dans deux bouteilles bien bouchées, et les adresser au Ministère de la guerre. Les résidus serviront à la recherche du brôme et de l'iode, et au dosage de l'arsenic et du fer contenus dans l'eau ferrugineuse.

Ces expériences ont été exécutées avec beaucoup de soin par MM. Gillet, Dusseuil et Monsel, qui ont fourni en outre, dans leur rapport, divers renseignements fort intéressants dont j'ai profité dans la rédaction de ce travail. Ils ont fait évaporer cinquante litres d'eau de chacune des deux sources, et ils m'ont adressé dans deux bouteilles les résidus que j'ai soumis à l'analyse, et qui ont servi particulièrement au dosage du brôme, de l'iode, du fer, et de l'arsenic.

Après quelques considérations générales qui m'ont été fournies par MM. Gillet, Dusseuil et Monsel, j'examinerai : 1° les eaux sulfureuses; 2° les boues sulfureuses; 3° les eaux ferrugineuses; 4° les boues ferrugineuses.

Considérations générales (1).

La nature volcanique du sol italien n'est nulle part plus apparente qu'aux environs de Viterbe, situé, comme on sait, au pied du versant occidental du mont Simino, à 78 kilomètres de Rome. Le lac de Bolsena et celui de Vico ne sont évidemment que d'anciens cratères qui, jadis, ont dû constituer, par la réunion de leurs laves, la vaste plaine qui s'étend vers l'ouest. En effet, le sol est formé d'une roche basaltique très-dure, qui conserve quelquefois l'état des cendres volcaniques. On rencontre dans cette plaine, à 4 kilomètres environ à l'ouest de la ville, cinq sources d'eaux thermales, dont trois sulfureuses, une ferrugineuse, et une magnésienne. La plus considérable des sources sulfureuses porte le nom de Bullicame. Elle est située sur les bords d'un petit vallon au fond duquel coule un ruisseau nommé le Faoul. A cinq ou six cents mètres de celle-ci, en descendant le ravin, se rencontrent les deux autres sources sulfureuses, dont les propriétés physiques et chimiques sont absolument les mêmes.

La maison des bains, construite seulement depuis quelques années, forme un carré-long dont la base repose sur l'un des côtés du ravin. L'une de ses façades est au nord, l'autre au sud. Lorsqu'on regarde la façade nord, on n'aperçoit qu'un seul étage et un rez-de-chaussée comprenant deux salons assez convenables, une salle à manger, une cuisine, et une remise. Le premier étage se compose de deux ou trois petits appartements, et de huit ou dix chambres. La maison, étant construite sur la pente même du ravin, présente deux étages, lorsqu'on regarde la façade sud.

---

(1) Ces considérations sont extraites du Rapport supplémentaire de MM. Gillet, Dusseuil et Monsel, adressé au Conseil de santé des armées.

On trouve dans les salles des bains :

Baignoires	sulfureuses	13
—	ferrugineuses	4
—	mixtes	6
Douches	sulfureuses	2
—	ferrugineuses	1
—	ascendantes sulfureuses	1
—	— ferrugineuses	1

L'eau qui a servi aux bains trouve un écoulement rapide dans des conduits souterrains qui vont se perdre dans le Faoul, coulant au pied de la maison même. Le cours du Faoul est assez bien réglé, du moins dans le voisinage des bains ; on n'y remarque pas de marécages. L'établissement des bains n'est habité que par les personnes nécessaires à son exploitation ; les baigneurs y sont amenés par un service d'omnibus qui s'y trouve établi pendant la belle saison.

Une chose essentielle y manque, c'est l'eau potable, que l'on est obligé d'aller chercher à Viterbe même. L'eau du Faoul est tellement salie par les immondices et les tanneries de la ville, qu'il est impossible de l'employer pour la boisson.

Toute l'eau sulfureuse consommée dans l'établissement provient d'une source dite *de la Crociata*, et qui se trouve à vingt-cinq mètres environ de la façade nord. La manière dont cette eau est distribuée dans les baignoires laisse beaucoup à désirer. En effet, une partie seulement est amenée par un tube de plomb souterrain, dans un réservoir voûté, tandis que l'autre partie est conduite dans des réservoirs découverts qui se trouvent placés à côté de l'établissement. Il résulte de ces dispositions, que cette eau perd, au contact de l'air, l'acide sulfhydrique qu'elle renferme ; néanmoins, elle concourt, comme celle du réservoir voûté, à alimenter les bains.

Ces bassins, à ciel ouvert, offrent une particularité remarquable ; l'eau qui y arrive perdant rapidemen son excès d'acide carbonique, les carbonates de fer, de chaux et de magnésie se précipitent avec une telle promptitude, qu'il se forme à la surface de l'eau une pellicule de carbonate de chaux, semblable à celle qu'offre l'eau de chaux abandonnée à l'action de l'air.

MM. Gillet, Dusseuil et Monsel n'ont pas pu apprécier d'une manière rigoureuse la quantité d'eau que cette source fournit dans un temps donné, mais ils se sont assurés qu'elle peut alimenter cent vingt bains par jour. Du reste, la municipalité a l'intention d'amener l'eau d'une troisième source qui se trouve dans un champ voisin.

On rencontre encore dans cet établissement une source ferrugineuse, dite *source de la Grotte*. L'eau jaillit du rocher même sur lequel est bâtie la maison ; son niveau étant inférieur à celui des salles de bains, elle est amenée par deux corps de pompe dans un réservoir qui la deverse ensuite dans les baignoires. Le gaz qui s'échappe de cette source est en quantité si faible, que l'on aperçoit à peine quelques bulles à sa surface. Les dépôts qu'elle forme sont composés de carbonate de chaux, de magnésie et de fer. Des dépôts de même nature se rencontrent encore dans le conduit qui la déverse dans le ruisseau voisin. Cette source peut alimenter quatre-vingts bains par jour.

Près des salles de bains on voit un petit réservoir alimenté par un léger filet d'eau qui s'échappe des flancs d'un rocher. Cette source est désignée sous le nom de *source magnésienne*. D'après les observations de MM. Gillet, Dusseuil et Monsel, cette eau est peu chargée de sels ; elle contient à peine un gramme par litre de principes minéralisateurs, dont les plus abondants sont les carbonates de chaux, de magnésie et de fer. Sa température est de 32 degrés. Elle est employée comme laxative, mais les médecins comptent peu sur son action.

Il existe, à dix kilomètres au nord de Viterbe, une

autre source qui n'est point exploitée, et dont l'emploi pourrait être d'une grande utilité. La composition de cette eau se rapproche de celle de Spa ; elle contient une proportion considérable de carbonate de fer et d'acide carbonique libre qui la rend très-agréable au goût. Malheureusement, cette eau, éloignée de l'établissement des bains. est d'une exploitation difficile. Elle perd, au contact de l'air, de l'acide carbonique, et une partie du fer qu'elle renferme se dépose au fond des bouteilles qui la contiennent.

1° *Source sulfureuse, brômurée et iodurée du Bullicame.*

L'eau s'échappe en bouillonnant et sans interruption de l'orifice du Bullicame ; arrivée au niveau du sol, elle est reçue par cinq conduits naturels formés de dépôts calcaires, et s'écoule dans des bassins particuliers où les habitants l'utilisent au rouissage du chanvre. Elle n'a point d'autre usage aujourd'hui ; cependant les ruines des bains romains que l'on rencontre un peu plus bas attestent évidemment que cette eau était employée autrefois pour les bains. Près de la source, l'odeur de l'acide sulfhydrique est bien prononcée, mais son intensité n'est pas en rapport avec la quantité considérable de gaz qui se dégage. En effet, nous verrons plus loin que la plus grande partie de ces gaz est formée d'acide carbonique ; aussi, cette eau, exposée à l'air, conserve sa limpidité, au lieu de blanchir par le soufre. D'après M. Gillet, la température de cette eau est de 58 degrés, celle de l'atmosphère étant de 21°.

L'eau de la source du Bullicame est limpide, transparente. Son poids spécifique égale 1,00295. Si on la conserve pendant quelque temps dans un flacon bouché, elle est rendue louche par le soufre qui provient de la décomposition de l'acide sulfhydrique.

En ajoutant à cette eau de la teinture de tournesol

récemment préparée, on la voit prendre une teinte vineuse; mais on ne remarque pas de changement de couleur si on fait bouillir l'eau minérale avant de la mêler avec la teinture. L'eau de chaux y détermine un précipité abondant qui disparaît dans un excès d'eau minérale. Ces deux expériences démontrent que cette eau contient de l'acide carbonique libre, et des bi-carbonates.

Une dissolution d'azotate d'argent y produit un faible précipité brun de sulfure d'argent. Si on filtre la liqueur après y avoir ajouté de l'ammoniaque, on obtient un précipité de chlorure d'argent par l'ébullition ou par l'addition d'un acide.

Si on verse du chlorure de baryum dans cette eau préalablement acidulée par l'acide chlorhydrique, il se forme un précipité de sulfate de baryte. On n'y a pas reconnu la présence d'un azotate; en effet, on a dissous, dans une petite quantité d'eau distillée bouillante, le résidu de l'évaporation de l'eau minérale, on a ajouté à la liqueur environ un quart en volume d'acide sulfurique concentré, on a laissé refroidir le mélange, et on y a versé ensuite une solution concentrée de sulfate de protoxyde de fer, qui ne s'est pas colorée en brun noir foncé.

La présence de l'iode et même du brôme ayant été constatée par plusieurs chimistes, et notamment par M. Henry, dans plusieurs eaux sulfureuses, il devenait nécessaire d'en faire la recherche dans les eaux sulfureuse et ferrugineuse de Viterbe. A cet effet, on a évaporé à un demi-litre environ cinquante litres d'eau à la source, et les résidus, qui m'ont été expédiés, ont été évaporés jusqu'à siccité, après y avoir ajouté de la potasse pure. On a évaporé de nouveau jusqu'à siccité, on a traité le résidu par l'alcool, on a fait évaporer ensuite la dissolution alcoolique, et, après avoir dissous le résidu dans une faible quantité d'eau chargée d'amidon et contenant quelques gouttes d'acide azotique, on a obtenu une teinte bleue très-manifeste. Il y a eu également production d'une coloration bleue, en ajoutant à la liqueur de l'eau de chlore et de l'empois d'amidon.

Dans une autre expérience, on a découvert l'iode dans une faible quantité de résidu, en y ajoutant de l'acide sulfurique concentré, après l'avoir mis dans un petit ballon mal fermé avec un bouchon auquel on avait suspendu une bande de papier couverte d'un enduit d'empois d'amidon. Ce papier s'est coloré en bleu au bout de quelques minutes.

Une partie de la liqueur chargée d'iodure a été traitée par l'eau de chlore; on y a versé ensuite de l'éther qui, après sa séparation, s'est coloré en jaune foncé. La solution s'est décolorée par l'action de la potasse. Elle ne contenait pas d'iode, et elle a donné par l'azotate d'argent un précipité jaunâtre insoluble dans l'acide azotique, et peu soluble dans l'ammoniaque.

Ainsi, l'iode et le brôme se rencontrent dans ces eaux à l'état de brômure et d'iodure, à côté de l'acide sulfhydrique.

On a fait bouillir dans un ballon de verre, pendant une heure environ, 1,000 grammes d'eau : le précipité qui s'est formé par la décomposition des bi-carbonates a été jeté sur un filtre et lavé avec de l'eau distillée. Traité par l'acide chlorhydrique étendu, il s'est dissous avec effervescence. La liqueur filtrée a donné par l'ammoniaque un léger précipité d'un jaune pâle, et par le cyanoferrure de potassium un précipité bleu qui indiquent la présence du fer. D'un autre côté, on a fait évaporer jusqu'à siccité un litre d'eau, et on a traite le résidu successivement par l'eau distillée et l'acide chlorhydrique étendu. La liqueur acide mêlée avec l'ammoniaque a fourni un précipité rougeâtre de peroxyde de fer.

L'addition de l'oxalate d'ammoniaque donne lieu à un précipité très-abondant d'oxalate de chaux, et la liqueur, étant filtrée, fournit par le phosphate de soude et l'ammoniaque du phosphate ammoniaco-magnésien.

L'ammoniaque détermine dans cette eau la formation d'un précipité abondant, composé de carbonate de chaux et de carbonate de magnésie provenant de la décomposition des bi-carbonates.

Pour la recherche de l'ammoniaque, on a évaporé avec soin une certaine quantité d'eau, et on a traité le résidu par la chaux. On n'a pas pu constater la présence de l'ammoniaque, ni par l'odorat, ni par l'acide chlorhydrique, ni par la distillation de l'eau convenablement concentrée dans un récipient contenant de l'acide chlorhydrique

J'ai trouvé dans cette eau, par des recherches particulières qui seront indiquées plus loin, de l'acide silicique, du fluorure de calcium, de la soude et de l'alumine. Elle renferme, en outre, des substances organiques en proportion assez considérable.

Après avoir indiqué les principes constituants qui se rencontrent dans l'eau sulfureuse de Viterbe, je ferai connaître les proportions de ces principes et les moyens analytiques que j'ai employés.

Dosage des principes fixes. — On a dosé les parties fixes, en faisant évaporer, à une douce chaleur et avec les précautions convenables, 1000 grammes d'eau dans une capsule de porcelaine tarée. On a terminé l'évaporation au bain-marie, et la dessiccation s'est opérée au bain d'air à la température de 130°. Par une seconde pesée, on a déterminé le poids du résidu, qui s'est élevé à 2 grammes 331. On a ajouté à l'eau 5 décigrammes de carbonate de soude pur et parfaitement desséché, afin d'éviter la perte, très-légère d'ailleurs, qui provient de la décomposition du chlorure de magnésium.

Dosage des matières organiques. — Le résidu obtenu par l'évaporation de l'eau minérale noircit lorsqu'on le chauffe dans un creuset ; ce phénomène est dû à la destruction des matières organiques. On a déterminé la proportion de celles-ci, en calcinant au rouge le résidu déjà desséché à 130° et pesé. Après la calcination, on l'a pesé de nouveau, et la différence de poids a donné la quantité de matières organiques.

Dosage du chlore, de l'iode et du brôme. — On a dosé le chlore, en ajoutant de l'acide azotique à une quantité déterminée d'eau, et en y versant une dissolution d'azotate d'argent. Le poids du chlorure d'argent lavé, desséché et calciné, a fait connaître la quantité de chlore dont on a déduit la proportion de brôme et d'iode.

La détermination de ces deux métalloïdes mêlés au chlore, présente des difficultés sérieuses. On a proposé une foule de procédés pour résoudre ce problème : mais, il faut le dire, généralement ils ne présentent pas l'exactitude que l'on recherche dans les analyses chimiques. Le plus convenable consiste à séparer l'iode par le nitrate de palladium, à filtrer la liqueur, et à ajouter à celle-ci une solution d'azotate d'argent pour précipiter le brôme et le chlore. On lave le précipité, on le dessèche, puis on le décompose au moyen du zinc et de l'acide sulfurique. Il se forme ainsi du chlorure et du brômure de zinc que l'on traite par un excès d'eau de baryte; on filtre, on évapore jusqu'à siccité la liqueur filtrée, et on traite le résidu par l'alcool absolu, qui dissout le brômure sans toucher au chlorure.

On parvient aussi à séparer d'une manière assez exacte le chlore de l'iode, en les précipitant simultanément par l'azotate d'argent, et en traitant à froid le précipité par l'ammoniaque, qui dissout facilement le chlorure d'argent. L'iodure est jeté sur un filtre, desséché, et pesé. Au moyen d'un excès d'acide azotique, on précipite, de la liqueur ammoniacale, le chlorure d'argent. L'iodure n'est pas entièrement insoluble dans l'ammoniaque, mais, par une expérience préalable, j'ai déterminé très-exactement la perte que l'on éprouve par ce mode de dosage. On peut, du reste, séparer le brômure d'argent de l'iodure par l'ammoniaque liquide chaude, qui dissout entièrement le brômure.

Dosage de l'acide sulfurique.—Pour la détermination de l'acide sulfurique, on a versé du chlorure de baryum dans 500 grammes d'eau acidulée par l'acide chlorhydrique, et on a abandonné au repos le vase jusqu'à ce que le sulfate de baryte fût entièrement déposé, et que la liqueur devînt limpide. On a décanté la liqueur, on l'a filtrée, et on a jeté sur le même filtre le précipité, qu'on a lavé d'abord avec une solution chaude de chlorhydrate d'ammoniaque, et puis avec de l'eau bouillante. Le précipité a été ensuite desséché et calciné dans un creuset de platine. On a calciné le filtre sur le couvercle du creuset.

Dosage de l'acide carbonique. — On a déterminé l'acide carbonique libre et combiné avec les bases, en le précipitant par le chlorure de calcium. Pour cela, on a ajouté de l'ammoniaque d'abord, puis du chlorure de calcium, à un volume connu d'eau minérale, en évitant le contact de l'air. Le précipité a été mis sur un filtre, convenablement lavé et séché. Le carbonate de chaux a été introduit ensuite dans un petit ballon, portant un tube droit, et communiquant, par un tube recourbé, avec un autre ballon à moitié plein d'acide sulfurique, et surmonté d'un tube droit. On a décomposé tout le carbonate par une quantité déterminée d'acide nitrique, et l'appareil, pesé avant et après l'expérience, a donné le poids de l'acide carbonique contenu dans le carbonate.

On a dosé à la source l'acide carbonique libre, en faisant dégager ce gaz par l'ébullition, et après avoir absorbé l'acide sulfhydrique par l'acide arsénieux. On a pris pour cette expérience toutes les précautions connues des chimistes. Deux litres d'eau ont fourni 228 centimètres cubes de gaz, qui a été entièrement absorbé par la potasse. Le carbonate de potasse formé a été décomposé par l'acide sulfurique, et le gaz qui en est résulté présentait tous les caractères de l'acide carbonique. 228 centimètres cubes d'acide carbonique donnent en poids 0,452. En ajoutant à ce résultat 0,677, contenus en combinaison dans la même quantité d'eau, on trouve 1,129, ou 0,564 pour un litre d'eau.

On a recueilli et analysé les gaz qui s'échappent de la source sulfureuse. A cet effet, un flacon de deux litres, parfaitement mesuré, a été rempli de gaz, puis porté sur une solution d'azotate d'argent contenant de l'acide acétique. L'absorption a été très-faible, et n'a donné que 0,060 de sulfure d'argent. Le bi-oxyde de mercure n'a pas diminué le volume du gaz, qui a été entièrement absorbé par une solution de potasse. On s'est assuré d'ailleurs que le gaz, combiné avec la potasse, était de l'acide carbonique, et que, conséquemment, celui qui s'échappe de la source est composé d'acide carbonique et d'une proportion d'acide sulfhydrique représentée en volume par 0,0053.

Dosage de l'acide sulfhydrique. — Le dosage de l'acide sulfhydrique a été fait à la source même. On a reconnu la quantité de soufre, au moyen du sulfhydromètre de Dupasquier. Pour cela, on a mis dans un vase en verre un poids déterminé d'eau minérale, à laquelle on a ajouté un peu de solution d'amidon. Puis, le tube gradué étant rempli de teinture d'iode, on a laissé écouler le liquide goutte à goutte dans l'eau jusqu'au moment où celle-ci prit une coloration bleue. Le nombre de degrés de teinture d'iode employée, a exprimé la proportion d'acide sulfhydrique. On sait, en effet, que la teinture d'iode est préparée de manière que chaque degré contient un centigramme d'iode, et chaque dixième de degré un milligramme. On a employé 0,35 d'iode pour cinq litres d'eau puisée à la source de la *Crociata*; 0,35 d'iode correspondent à 0,0027 d'hydrogène, qui se combinent avec 0,0440 de soufre, pour former de l'acide sulfhydrique. D'où il suit que la quantité en poids d'acide sulfhydrique contenue dans cinq litres d'eau, est égale à 0,0467 ou 30 centimètres cubes de gaz en volume.

On a également dosé le soufre à l'état de sulfure

d'arsenic ; les résultats ont été à peu près les mêmes.

Dosage de la chaux, de la magnésie et de l'oxyde de fer. — On a fait bouillir dans un ballon 1000 grammes d'eau pendant trois quarts d'heure environ. Le précipité qui s'est formé a été mis sur un filtre et lavé avec de l'eau distillée. On a ajouté à la liqueur filtrée du chlorhydrate d'ammoniaque et de l'ammoniaque en excès, puis on a précipité la chaux par l'oxalate d'ammoniaque, et la magnésie par le phosphate de soude, après avoir séparé le précipité par la filtration. L'oxalate de chaux a été desséché et transformé en sulfate de chaux. Le précipité formé par le phosphate de soude a été lavé plusieurs fois avec de l'eau contenant de l'ammoniaque liquide, et, après l'avoir desséché, il a été chauffé au rouge. On a brûlé le filtre sur le couvercle renversé du creuset. Dans plusieurs expériences on a obtenu ainsi une poudre grisâtre, soluble dans les acides, et sans action sur les couleurs végétales. La quantité de magnésie a été déduite du poids de ce résidu. Le précipité obtenu par l'ébullition de l'eau a été dissous dans l'acide chlorhydrique mêlé avec de l'acide azotique. On a isolé le fer par l'ammoniaque, la chaux par l'oxalate d'ammoniaque, et la magnésie par le phosphate de soude. Le peroxyde de fer a été dissous ensuite dans l'acide chlorhydrique, et précipité de nouveau par un excès de potasse. Redissous encore dans l'acide chlorhydrique, il a été dosé à l'état de sulfure de fer. Pour avoir l'alumine qui accompagnait le peroxyde de fer et qui a été retenue par la potasse, on a ajouté à la liqueur un léger excès d'acide chlorhydrique, et on a précipité l'alumine en y versant une solution concentrée de chlorhydrate d'ammoniaque, et un excès d'ammoniaque.

Les matières fixes obtenues par l'évaporation de l'eau ont été également analysées, afin de contrôler les expériences que je viens de rapporter. Pour cela, on a séparé, au moyen de l'eau, les sels solubles des sels insolubles; on a fait évaporer jusqu'à siccité la liqueur contenant les premiers, et, en reprenant par l'eau le résidu, on a obtenu une partie de l'acide silicique. La liqueur filtrée a été traitée successivement par l'azotate de baryte et par l'azotate d'argent pour la détermination de l'acide sulfurique et du chlore.

On a dissous dans l'acide azotique les substances insolubles dans l'eau, et on a évaporé la dissolution dans un creuset de platine, couvert avec une plaque de verre, qui a été un peu attaqué. Le résidu a été traité une seconde fois par l'acide azotique et l'eau. La portion insoluble était de l'acide silicique que l'on a pesé. On a dosé ensuite, par les moyens déjà indiqués, la chaux, la magnésie, et le fer.

Il résulte des operations précédentes, que 1000 grammes d'eau sulfureuse de Viterbe contiennent :

Acide carbonique libre ou provenant des bi-carbonates........	0, 4520
Acide sulfhydrique	0, 0097
Carbonate de chaux.....	0, 7320
Carbonate de magnésie.	0, 0140
Sulfate de chaux....	1, 2440
Sulfate de magnésie................	0, 1470
Chlorure de calcium.	0, 0290
Chlorure de magnésium.	0, 0070
Iodure de sodium...	0, 0130
Brômure de sodium............	traces.
Alumine...	0, 0150
Carbonate d'oxyde de fer.........	0, 0290
Fluorure de calcium....	traces.
Matières organiques....	0, 1980

$$2^{gr},8897$$

La présence de l'acide sulfhydrique, du brôme, de l'iode et du fer, donne une très-grande valeur aux eaux minérales de Viterbe, et peut expliquer les propriétés remarquables qu'elles possèdent. Ces propriétés ont été attribuées jusqu'ici au soufre, mais n'est-il pas plus probable qu'elles sont dues en partie au moins au brôme et à l'iode?

2° *Boues sulfureuses.*

Cette boue a été desséchée à la température de 120° centigrades, et calcinée ensuite. 100 grammes de boue sèche ont donné un résidu pesant 56 grammes 201 milligrammes, et ont perdu par conséquent par la calcination 43 grammes 799 milligrammes Ce chiffre représente la proportion de soufre libre et de matières organiques contenues dans ces boues. Pour déterminer la proportion de soufre, on a traité plusieurs fois la boue par la potasse bouillante, on a filtré et on a fait traverser la liqueur pendant longtemps par un dégagement lent de chlore. On sait que, sous l'influence du chlore et de l'eau, le soufre se transforme en acide sulfurique. Cet acide a été dose par la méthode ordinaire. On a aussi reconnu la quantité de soufre, en calcinant dans une capsule de platine un mélange de boue desséchée, de carbonate de potasse pur et d'azotate de potasse. On a dissous ensuite la masse dans l'eau, on a filtré, on a saturé la liqueur par l'acide azotique, et on a précipité l'acide sulfurique formé par le chlorure de baryum, en tenant compte de la proportion d'acide sulfurique qui se trouve dans les boues et qui avait été déterminée par une expérience préalable.

Le résidu de la calcination a été traité successivement par l'eau et par l'acide azotique, et on a dosé les principes contenus dans les liqueurs, par les procédés que j'ai déjà indiques, et qui ont fourni les résultats suivants :

Soufre	22, 752
Sulfate de chaux	0, 113
Carbonate de chaux	0, 087
Chlorure de calcium	0, 006
Carbonate de fer	0, 237
Acide silicique et silicates	55, 768
Matières organiques	21, 037
	100ᵍʳ 000

Parmi les principes minéralisateurs de ces boues, on doit remarquer surtout la quantité considérable de soufre qu'elles contiennent ; aussi l'emploie-t-on, dans quelques hôpitaux de Rome, dans le traitement des maladies de la peau.

3° *Eau ferrugineuse, iodurée et brômurée de Viterbe.*

Cette eau est incolore, limpide ; elle a une saveur astringente, et répand une légère odeur d'acide sulfhydrique : sa température est de 45°, son poids spécifique égale 1,00290. On observe sur les parois des bouteilles qui la contiennent des flocons composés en grande partie de carbonate de fer. Les bouchons sont colorés en noir par la combinaison du peroxyde de fer avec l'acide tannique. On a dissous le carbonate de fer dans l'acide chlorhydrique étendu, on a mis en digestion dans le même acide les bouchons noircis, et, en réunissant le carbonate de fer obtenu par ces deux opérations avec celui qui a été trouvé dans l'eau, j'ai déterminé, d'une manière assez exacte, la proportion de ce composé. Du reste, j'ai dosé le fer avec les résidus obtenus à la source, et je donne ce dernier résultat dans le tableau indiquant la composition de cette eau.

Cinq litres d'eau ferrugineuse puisée à la source même ont fourni 0,0198 en poids d'acide sulfhydrique. Cette eau ne contient en dissolution que de l'acide carbonique et de l'acide sulfhydrique. L'acide carbonique libre s'y trouve dans la proportion de 125 centimètres cubes pour un litre, ce qui donne en poids 0,248. Ce chiffre, ajouté à 0,375 exprimant la quantité d'acide carbonique combiné, donne pour la somme totale 0,625.

J'ai d'ailleurs suivi, pour le dosage des principes qui constituent l'eau ferrugineuse, les procédés qui ont été déjà indiqués. Je me bornerai, par conséquent, à consigner dans le tableau suivant les résultats de

mon analyse. 1000 grammes d'eau ferrugineuse ren-
ferment :

Acide sulfhydrique	0,	004
Acide carbonique libre ou provenant des bicarbonates	0,	248
Acide arsénique	traces sensibles.	
Carbonate de chaux	0,	778
Carbonate de magnésie	0,	009
Sulfate de chaux	1,	178
Sulfate de magnésie	0,	302
Chlorure de calcium	0,	019
Chlorure de magnésium	0,	008
Iodure de sodium	0,	010
Brômure de sodium	traces.	
Alumine	0,	018
Acide silicique	0,	089
Carbonate de peroxyde de fer	0,	073
Matières organiques	0,	021

$$2^{gr}, 757$$

4° Boues ferrugineuses.

La boue ferrugineuse desséchée est d'un jaune
rougeâtre ; soumise à l'action de l'acide azotique, elle
se dissout en très-grande partie avec une vive effervescence. Elle contient des chlorures, du sulfate
de chaux, de l'arsenic, de l'alumine, de l'acide silicique, et une proportion considérable de carbonate de
chaux et de carbonate de fer. J'ai constaté la présence de l'arsenic dans ces boues et dans les résidus
des eaux, en les traitant à chaud par l'acide sulfurique étendu, et en évaporant le tout jusqu'à siccité.
Le résidu de l'évaporation a été repris par l'eau; on
a filtré la liqueur, et, après l'avoir concentrée, elle a
été introduite dans un appareil de Marsh, duquel
se dégageait déjà de l'hydrogène pur. L'expérience
étant terminée, on trouva dans le tube horizontal un
anneau qui présentait tous les caractères de l'arsenic. On a déterminé la proportion d'arsenic contenu

dans les boues, en faisant passer l'hydrogène et l'arséniure d'hydrogène à travers une solution concentrée d'azotate d'argent. Ce gaz a précipité quelques flocons bruns d'argent, qui ont été recueillis sur un filtre, lavés, et séchés. Ce précipité pesait, pour 100 grammes de boue, 0,084, quantité qui correspond à 0,140 d'acide arsénique.

Voici la composition des boues ferrugineuses :

Sulfate de chaux........................	3,	274
Chlorures de calcium et de magnésium.	0,	403
Carbonate de fer..	20,	693
Carbonate de chaux................	70,	682
Alumine...........	1,	057
Acide silicique......	2,	720
Matières organiques...........	1,	031
Acide arsénique..........	0,	140
	100$^{gr.}$,	000

FIN.

www.ingramcontent.com/pod-product-compliance
Lightning Source LLC
LaVergne TN
LVHW021746030726
842523LV00003B/952